マルチアングル人体図鑑
脳と感覚器
のう　かんかくき

監修／高沢謙二

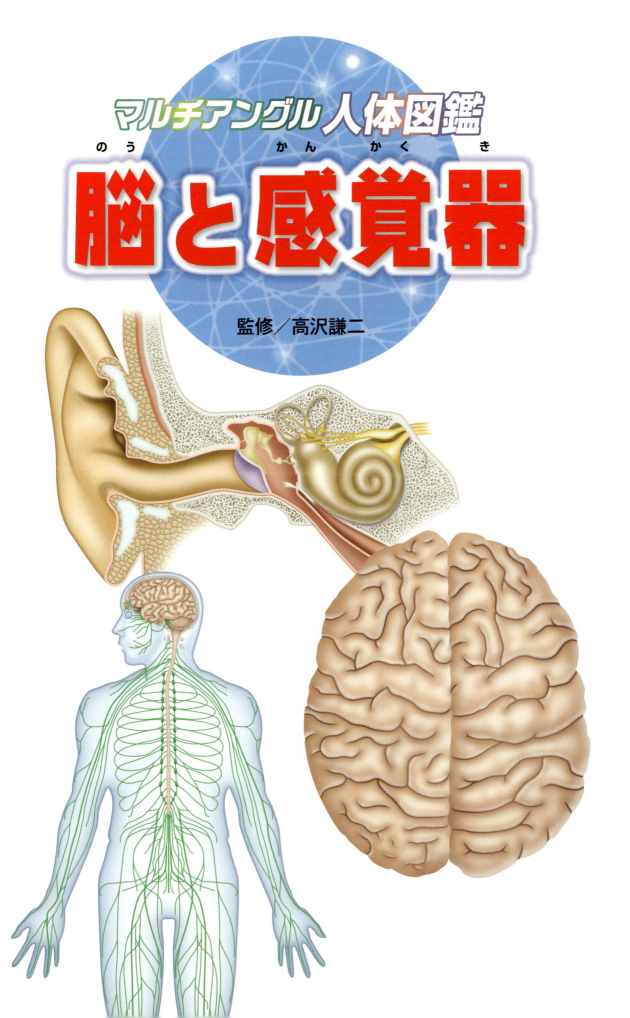

□監修者紹介
高沢謙二（たかざわ　けんじ）
東京医科大学名誉教授、東京医科大学病院健診予防医学センター特任教授、信濃坂クリニック院長、北京大学客員教授。東京医科大学卒業。長年にわたって心臓病や高血圧の予防と治療に取り組んでいる。「血管年齢」という指標の考案者。著書に、『声に出して覚える心電図』（南江堂）、『動脈硬化を予防する！ 最新治療と正しい知識』（日東書院本社）ほか多数。

脳や感覚器について、脳で考えよう！

　人間が生きていくためには、まわりに何があり、それがどんなものかを知る必要があります。危険な物があるので、近寄らないほうがいいとか、おいしそうな物があるので、そばへ行ったほうがいいというような情報です。そういった情報は、目・耳・鼻・舌・皮膚など、感覚器とよばれる器官が取り入れます。でも、たとえば「目に物が映っただけ」では、物を見ることはできません。その情報を、脳がいっしゅんのうちに整理して、はじめて「見る」ことができるのです。

　脳と感覚器をつなげているのは、神経です。神経は全身にはりめぐらされていて、ネットワークをつくっています。その中心にあるのが脳といえます。なんだかカッコイイですね。そんな脳のことを、脳をつかって考えてみましょう。

マルチアングル人体図鑑　脳と感覚器

目次

考える、感じる、指令を出す
脳 ……………………………………………………… 4

人間らしいはたらきをする部分
大脳 …………………………………………………… 6

生命の維持、運動、記憶にかかわる
内側の脳と小脳 ……………………………………… 8

場所によってやくわりが変わる
大脳皮質の地図 ……………………………………… 10

中心にある中枢神経、広がる末梢神経
神経 …………………………………………………… 12

場所のちがい、やくわりのちがい
末梢神経のいろいろ ………………………………… 14

少しの量で、からだを調節
ホルモン ……………………………………………… 16

光をとらえ、視覚を伝える感覚器
目 ……………………………………………………… 18

目が写して、脳で見る
見えるしくみ ………………………………………… 20

聴覚と平衡感覚、2つのはたらき
耳 ……………………………………………………… 22

1万種類のにおいをかぎ分ける？
鼻 ……………………………………………………… 24

小さな突起と、味を感じる細胞がいっぱい！
舌 ……………………………………………………… 26

たくさんの感覚があり、からだを外から守る
皮膚 …………………………………………………… 28

さくいんと用語解説 …………………………………… 30

考える、感じる、指令を出す
脳

脳は、考えたり、感じたり、からだのあちこちへ指令を送ったりする器官だ。1000億個以上もの**神経細胞**（→ P12）があつまっていて、筋肉などはなく、とてもやわらかい。「脳みそ」という言葉があるが、じっさいには「とうふ」のようなやわらかさだ。

大切でやわらかい脳を守るために、**頭蓋骨**と**髄膜**がまわりをおおっている。
脳の約80パーセントは**大脳**とよばれる部分だ。頭の後ろの下のほうにあるカリフラワーに似た部分は、**小脳**という。そして脳を切って見ると、中心部にある**間脳**と**脳幹**があらわれる。

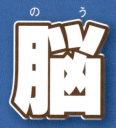

ビューポイント
脳を横から見る

SPOTLIGHT
神経細胞の数がへっても、脳は成長する

　脳の神経細胞は、生まれてから1～2か月後にもっとも多い数になり、そのあと基本的には、ふえないといわれている。けれども、そのあとも脳は大きくなり、重さもふえる。それは、ひとつひとつの神経細胞が伸びていくためだ。
　20歳くらいになると、1日に10万個ほどの神経細胞が死んでいくといわれる。しかし、脳をつかって考える力は、まだまだ成長する。なぜなら、脳は、神経細胞の数ではなく、神経細胞どうしがつながり合うことによって、発達する器官だからだ。

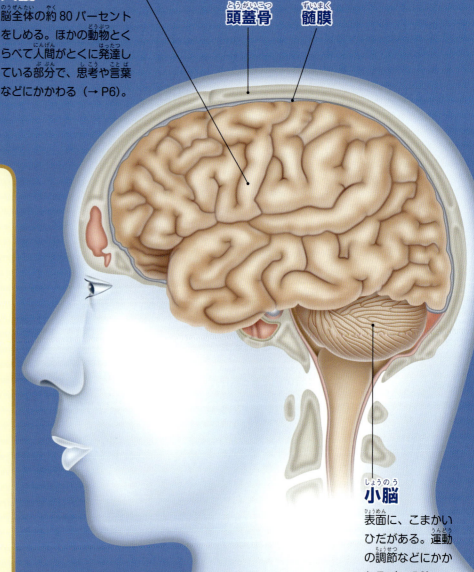

大脳
脳全体の約80パーセントをしめる。ほかの動物とくらべて人間がとくに発達している部分で、思考や言葉などにかかわる（→ P6）。

頭蓋骨

髄膜

小脳
表面に、こまかいひだがある。運動の調節などにかかわる（→ P8）。

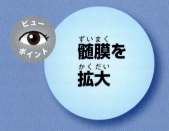

ビューポイント **髄膜を拡大**

脳のまわりをつつんでいる髄膜は、3枚の膜でできている。頭蓋骨についているのは硬膜で、いちばんじょうぶな膜だ。その下にくも膜と軟膜があり、この2枚の膜のあいだのくも膜下腔を脳脊髄液（髄液）が満たしている。脳脊髄液は、クッションのように衝撃をやわらげてくれるので、頭蓋骨や3枚の膜とともに、脳を守るためになくてはならないものだ。

ビューポイント **脳を切って横から見る**

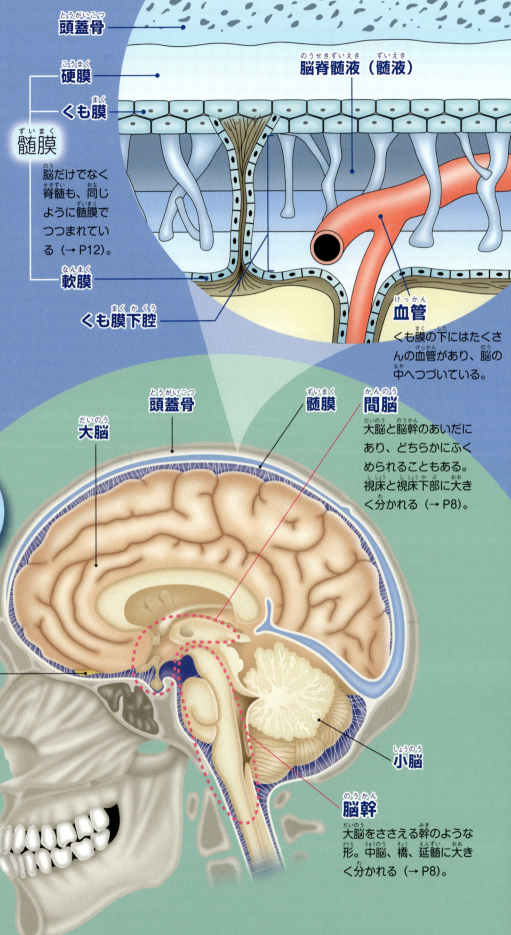

頭蓋骨

硬膜 ┐
くも膜 ├ **髄膜**
軟膜 ┘

脳だけでなく脊髄も、同じように髄膜でつつまれている（→P12）。

脳脊髄液（髄液）

くも膜下腔

血管
くも膜の下にはたくさんの血管があり、脳の中へつづいている。

頭蓋骨　**髄膜**　**大脳**

間脳
大脳と脳幹のあいだにあり、どちらかにふくめられることもある。視床と視床下部に大きく分かれる（→P8）。

嗅球（→P24）

小脳

脳幹
大脳をささえる幹のような形。中脳、橋、延髄に大きく分かれる（→P8）。

マルチアングル人体図鑑 脳と感覚器

大脳

人間らしいはたらきをする部分

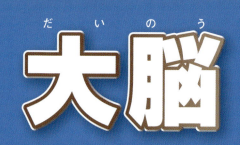

人間の脳は、生物として進化する中で、中心から外側へむかって発達したと考えられる。つまり、中心に近いほうは、さまざまな生物に共通している部分で、外側にあるほど、人間らしいはたらきをしていることになる。脳の外側に近い部分にあるのは**大脳**で、大脳の中でも外側にあるほど、新しく発達した部分だ。大脳を切って見ると、色のこい部分とうすい部分がある。表面に広がっている色のこい部分を**大脳皮質**といい、2〜4mmほどの厚さだ。大脳皮質の内側には、「原始的な脳」といわれる大脳辺縁系（→P9）がある。

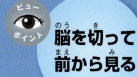
ビューポイント　脳を切って前から見る

こい色の部分を**灰白質**といい、ここには神経細胞（→P12）の細胞体があつまっている。うすい色の部分は**白質**といい、神経細胞から長く伸びた軸索があつまっている。灰白質はおもに表面にあり、白質は内側にあるが、中心部にも少し灰白質がある。

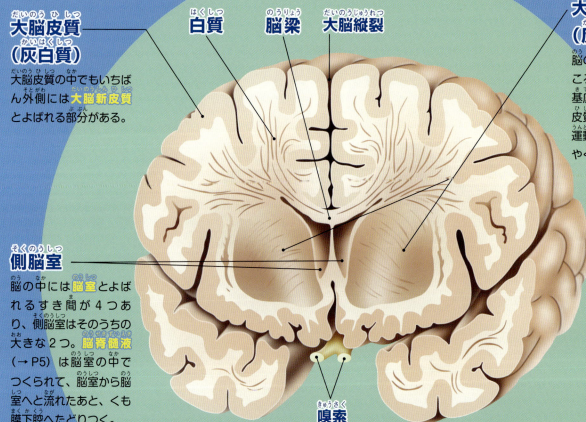

大脳皮質（灰白質）
大脳皮質の中でもいちばん外側には**大脳新皮質**とよばれる部分がある。

白質

脳梁

大脳縦裂

大脳基底核（灰白質）
脳の中心部にもところどころ灰白質があり、大脳基底核とよばれる。大脳皮質から情報を受けとり、運動を調節するといったやくわりをもつ。

側脳室
脳の中には**脳室**とよばれるすき間が4つあり、側脳室はそのうちの大きな2つ。**脳脊髄液**（→P5）は脳室の中でつくられて、脳室から脳室へと流れたあと、くも膜下腔へたどりつく。

嗅索（→P24）

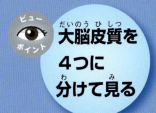

大脳皮質を4つに分けて見る

大脳皮質を位置と、深いしわ（溝）によって分けると、**前頭葉**、**側頭葉**、**頭頂葉**、**後頭葉**の4つに分けられる。このうち、「考える」ことを中心的におこなっているのは、前頭葉だ。大きさも前頭葉がいちばん大きく、大脳皮質の3分の1をしめている。大脳皮質のどの部分が、どんなはたらきをするのか、10ページでくわしく見てみよう。

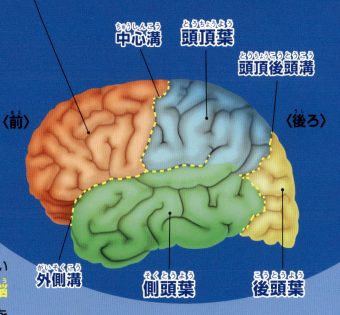

前頭葉　人間の脳は、前頭葉が大きいことが特徴だ。内側から外側へ発達したあと、さらに前へ前へと発達していったと考えられる。

中心溝　頭頂葉　頭頂後頭溝　〈前〉　〈後ろ〉　外側溝　側頭葉　後頭葉

上から見る

大脳を上から見ると、とくに深いしわがあることがわかる。**大脳縦裂**といって、大脳はこのしわを真ん中にして、左右に分かれている。大脳縦裂の下には、**脳梁**（→P6）という神経線維の束があり、左右の脳をつないでいる。

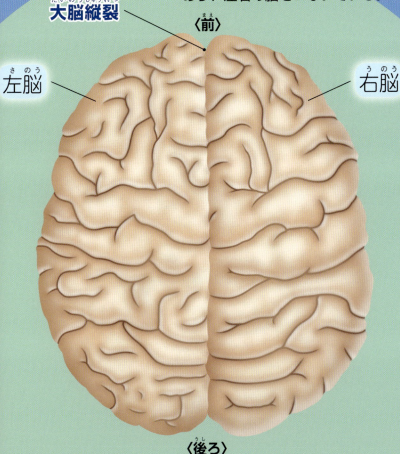

大脳縦裂　〈前〉　左脳　右脳　〈後ろ〉

SPOTLIGHT
脳とからだは、左右が入れかわる！

左右の脳の神経は、延髄（→P8）で交差（交叉）している。左脳の指令はからだの右側へ、右脳の指令はからだの左側へ伝えられるしくみだ。だから、たとえば病気やけがで脳の左側が傷ついたときは、からだの右側が動かなくなることがある。

また、左脳と右脳とでは、得意なことがちがう傾向がある。左脳は、言葉を書いたり話したり、計算したりすることが得意で、右脳は、感覚的なことや芸術的なことが得意な場合が多いのだ。

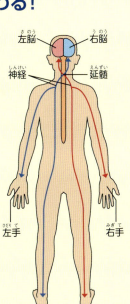

左脳　右脳　神経　延髄　左手　右手

生命の維持、運動、記憶にかかわる
内側の脳と小脳

ビューポイント　脳を取り出して横から見る

脳幹は、**中脳**、**橋**、**延髄**に分けられる。
間脳は、おもに**視床**と**視床下部**に分けられる。また、**下垂体**、**松果体**という内分泌腺（→P16）がある。

小脳
重さは大脳の約10分の1だが、細かいしわがあり、大脳の数倍の神経細胞（→P12）が中におさまっている。おもに大脳皮質と連係して、からだの動きを調節する。また、何度もくり返した動きは、その記憶が小脳に保存される。

脳梁

大脳辺縁系

〈前〉　〈後ろ〉

脳幹

中脳
明るさによって瞳孔が開いたり閉じたりする（→P18）、大きな音がしたときにからだが動くといった、目や耳からの情報に対する反射的な動きにかかわる。

橋
呼吸のリズムや深さを調節する。また、大脳皮質と小脳や、小脳の右側と左側を連絡している。

延髄
呼吸、心臓の動き、飲みこんだりはいたりする、声を出す、汗をかくなど、生きるための基本となるたくさんのことをコントロールする。延髄で神経の右と左が交差（交叉）する（→P7）。延髄の下側は、そのまま脊髄（→P15）につながっている。

間脳

視床
嗅覚以外の感覚器（→P18）の情報があつまり、それを大脳に伝える。

視床下部
自律神経を調節することで、体温、食欲などをコントロールする。また、下垂体に指令を出して、ホルモンの分泌を調節する。

下垂体（→P16）

松果体
睡眠にかかわるホルモンを分泌する。

頭の後ろの首のつけ根をさわると、真ん中が少しくぼんでいる。一般的に「盆のくぼ」とよばれる部分で、この内側に延髄がある。

脳の内側のほうを見ていこう。もっとも内側にある**脳幹**は、呼吸や心臓の動きなど、生きるために無意識におこなう活動をコントロールしている。その上にある**間脳**は、自律神経（→P14）やホルモン（→P16）を調節することで、体温や血圧の調節といった生命の維持にかかわることや、ねむりたい、食べたいなど本能にかかわる感覚をコントロールしている。また、さまざまな感覚の情報があつまってくる場所だ。

間脳と脳幹のまわりは、大脳の内側部分の、**大脳辺縁系**だ。原始的な脳といわれるが、ここには記憶と深くかかわる**海馬**がある。

脳幹の後ろにある**小脳**は、脳幹をとおして大脳と連絡し合っている。からだに「こんな動きをしなさい」という指令を送るのは大脳皮質だが、その動きをチェックして、調節するのは小脳だ。

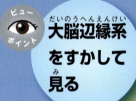

ビューポイント
大脳辺縁系をすかして見る

大脳辺縁系は、脳梁の外側にある帯状回、間脳と脳幹をはさむようにして左右に1つずつある海馬、扁桃体などでできている。

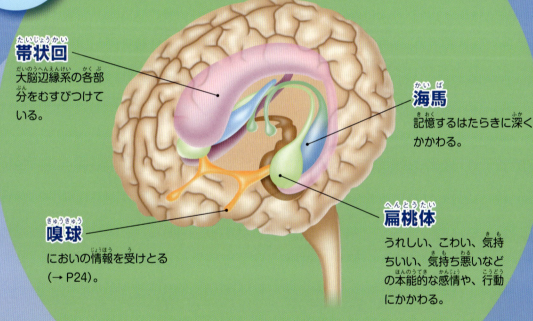

帯状回
大脳辺縁系の各部分をむすびつけている。

海馬
記憶するはたらきに深くかかわる。

嗅球
においの情報を受けとる（→P24）。

扁桃体
うれしい、こわい、気持ちいい、気持ち悪いなどの本能的な感情や、行動にかかわる。

記憶のしくみ

記憶は、大きく分けると、すぐに忘れてしまう**短期記憶**と、長いあいだおぼえている**長期記憶**がある。たとえば、電話番号のメモを見て、電話のボタンを押すとき、押しているあいだは番号をおぼえているけれど、話し始めたら、もう忘れてしまう。こんなふうにすぐに消えるのが短期記憶だ。でも、同じ電話番号に何度もくり返しかけていると、おぼえたまま忘れなくなる。短期記憶は、くり返してつかうことで長期記憶に変わるのだ。

短期記憶と長期記憶では、保存される脳の場所がちがう。最初に入ってきた情報は、一時的に海馬に保存される。海馬は、短期記憶だけを保存するけれど、その情報を取り出して何度もつかっていると、情報が海馬のまわりをぐるぐるめぐり、長期記憶に変わっていく。そして長期記憶は種類ごとに分けられ、大脳皮質の**側頭葉**（→P7）などに保存される。

大脳皮質の地図

場所によってやくわりが変わる

> **ビューポイント** 大脳皮質のやくわり分担を見る

運動野
からだの各部分の骨格筋に、運動の指令を出す。

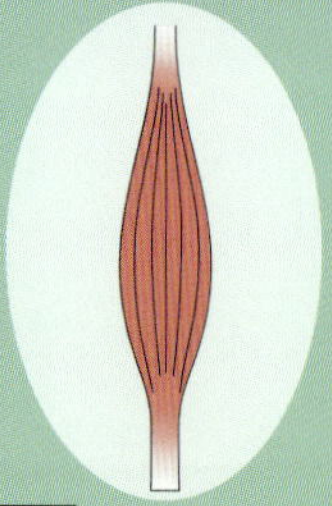

体性感覚野
さわった、熱い、冷たい、痛いなどの情報を、皮膚（→ P28）、筋肉、舌（→ P26）などから受けとって整理する。

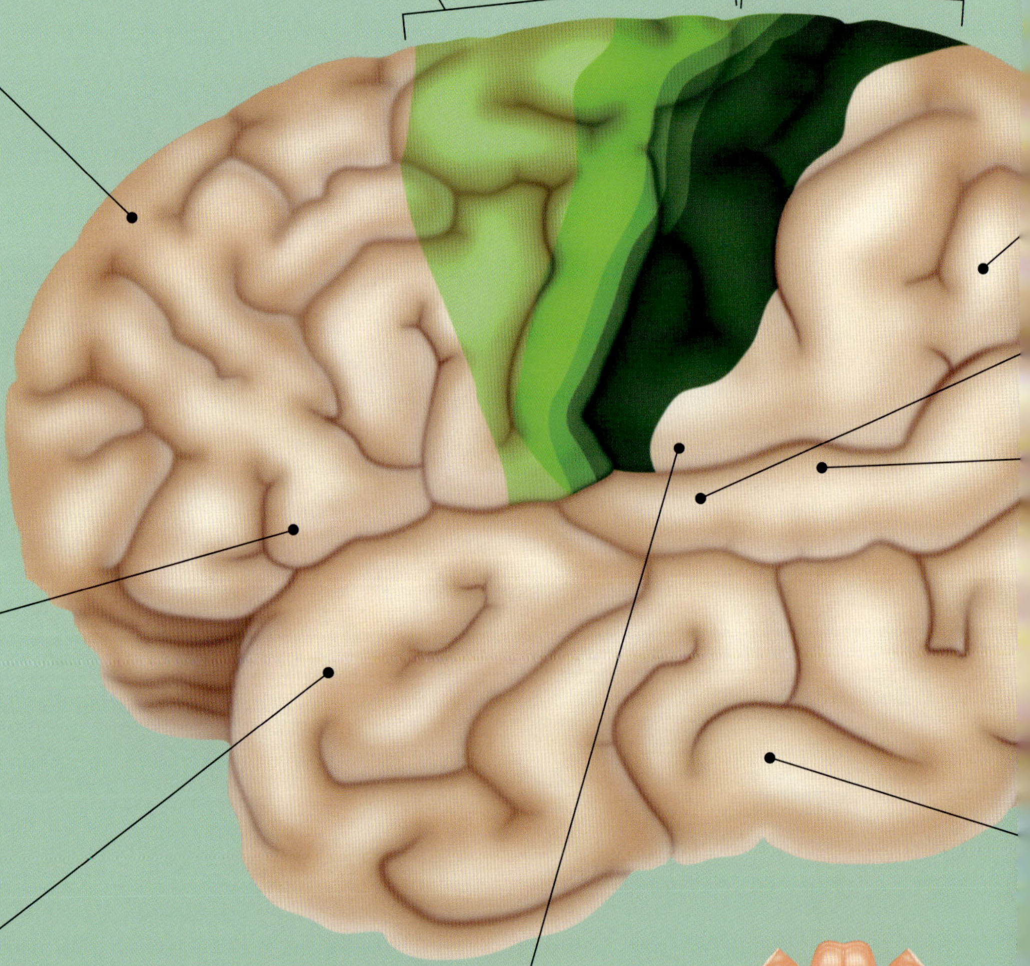

前頭連合野
さまざまな感覚情報を合わせて判断したり、感情をコントロールしたり、ものごとを順序立てて考えたりする。

〈前〉

ブローカ野
言葉を発するための筋肉に指令を出す。この部分が傷つくと、言葉を理解することはできるのに、話すことができなくなる。

嗅覚野
鼻（→ P24）から受けとったにおいの情報を整理する。記憶や感情に関係する部分の近くにある（→ P25）。

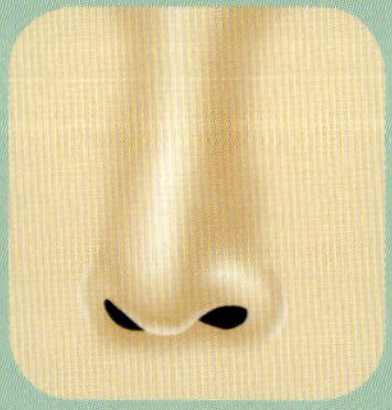

味覚野
舌（→ P26）などから受けとった味の情報を整理する。

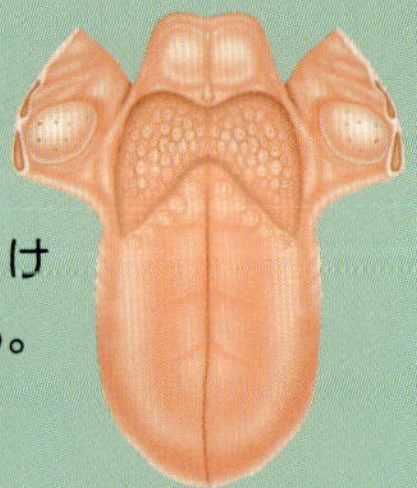

10

大脳皮質はわずか2〜4mmの厚さだが、ここには約140億個の神経細胞（→P12）があつまっていて、場所ごとにやくわりを分担しながら、さまざまなはたらきをしている。
やくわりによって分けた場所を「野」とよび、大きく分けると、**運動野**、**感覚野**（体性感覚野、視覚野、聴覚野、嗅覚野、味覚野）と、それ以外の**連合野**の3種類がある。連合野は、運動野や感覚野から送られてきたいくつかの情報を合わせて考えたり、行動につなげたりする場所だ。

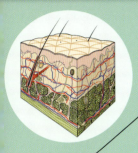

頭頂連合野
からだの感覚と目からの情報を合わせて、まわりの空間を理解する。この部分が傷つくと、距離や上下左右などがわからなくなる。

聴覚野
耳（→P22）から受けとった音の情報を整理する。

ウェルニッケ野
聞いた言葉を意味や記憶とむすびつける。この部分が傷つくと、言葉を発することはできるのに、言葉の意味を理解できなくなる。

〈後ろ〉

視覚野
目（→P18）から受けとった情報を整理する。

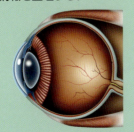

側頭連合野
音の感覚とほかのはたらきを合わせる場所。言葉にも関係している。また、多くの長期記憶（→P9）が保存される。

Q 脳のやくわり分担は、どうやってわかったの？

A **ブローカ野**と**ウェルニッケ野**は、それぞれ外科医の名前からつけられた部分だ。ブローカは、言葉の意味はわかるのに、話すことができなくなった患者から、言葉を発するときにはたらく脳の場所を発見した。一方、神経学者でもあるウェルニッケは、言葉を発することはできるのに、意味がわからなくなってしまった患者から、言葉を理解するときにはたらく脳の場所を発見した。どちらの場合も、脳がこわれてしまった部分と、できなくなったはたらきをむすびつけたのだ。
　その後、第一次世界大戦のとき、脳に銃弾を受けた人がたくさんいたことによって、脳の場所ごとのやくわりが、さらに多くわかっていった。そして現在は、コンピュータやさまざまな機械をつかって、脳の活動している部分を画像として映しだせるようになっている。

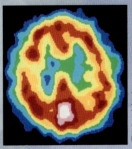

シンチグラフィーという方法で映した脳の画像。赤いところが活動している部分。

中心にある中枢神経、広がる末梢神経

神経

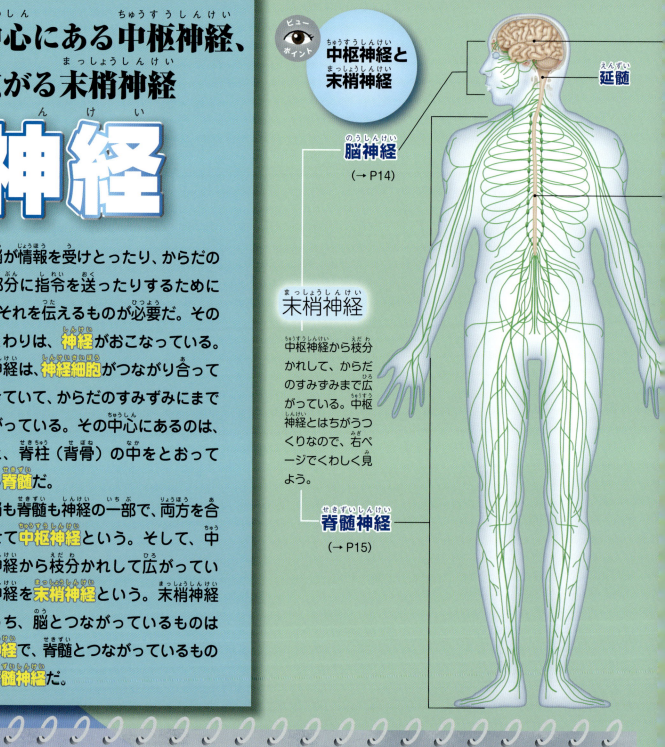

中枢神経と末梢神経

脳神経（→ P14）

末梢神経
中枢神経から枝分かれして、からだのすみずみまで広がっている。中枢神経とはちがうつくりなので、右ページでくわしく見よう。

脊髄神経（→ P15）

延髄

脳が情報を受けとったり、からだの各部分に指令を送ったりするためには、それを伝えるものが必要だ。そのやくわりは、**神経**がおこなっている。

神経は、**神経細胞**がつながり合ってできていて、からだのすみずみにまで広がっている。その中心にあるのは、**脳**と、脊柱（背骨）の中をとおっている**脊髄**だ。

脳も脊髄も神経の一部で、両方を合わせて**中枢神経**という。そして、中枢神経から枝分かれして広がっている神経を**末梢神経**という。末梢神経のうち、脳とつながっているものは**脳神経**で、脊髄とつながっているものは**脊髄神経**だ。

Q　脳はもともと脊髄だった？

A　中枢神経の脳と脊髄は、もともと1本の管だった。その管の一方のはしが、進化とともに大きくふくらんで、脳になった。脳と脊髄のつくりはよく似ているので、そのことがわかる。

脊髄を切って見ると、脳と同じように灰白質と白質でできている（→P6）。ただし脳とは反対に、白質が外側で、灰白質が中心部にある。また、硬膜・くも膜・軟膜の3枚でできた髄膜につつまれているのも、脳と同じだ。

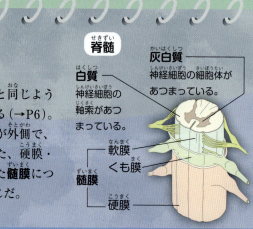

脊髄
灰白質 神経細胞の細胞体があつまっている。
白質 神経細胞の軸索があつまっている。
髄膜（軟膜／くも膜／硬膜）

脳
脳全体が、中枢神経の一部だ。

中枢神経

脊髄
延髄の下からつづいていて、脊柱（背骨）の中をとおっている。脳からの指令を脊髄神経に伝え、脊髄神経から受けとったからだの各部の情報を脳へ伝える。

ビューポイント：末梢神経のつくりを見る

末梢神経の中を見ると、神経細胞がいくつかまとまって、神経線維束という束になっている。その束はさらにいくつかまとまって、血管といっしょに膜でつつまれ、1本のひも状になっている。

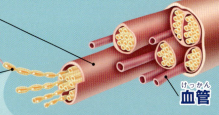

神経線維束 — 神経細胞がまとまって束になったもの。
神経細胞
血管
末梢神経 — 全体が膜でつつまれて、ひも状になっている。

中枢神経も末梢神経も、**神経細胞**のあつまりだ。神経細胞は**ニューロン**ともよばれる。1つの神経細胞は、核をもった**細胞体**から、長い**軸索（神経線維）**が伸びた形をしている。細胞体のまわりには樹状突起がいくつもあり、ここで受けとった情報が、軸索を伝って、となりの神経細胞へ送られていく。

ビューポイント：神経細胞のつくりを見る

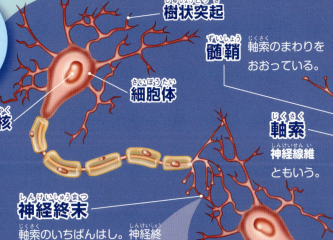

樹状突起
髄鞘 — 軸索のまわりをおおっている。
細胞体
核
軸索（神経線維ともいう。）
神経終末 — 軸索のいちばんはし。神経終末からとなりの神経細胞の樹状突起に情報をわたす部分を**シナプス**という。

SPOTLIGHT
脳にあるもうひとつの細胞、グリア細胞

脳の中には、神経細胞のほかに、**グリア細胞**という細胞がある。じつは数でいうと、グリア細胞のほうが神経細胞よりずっと多い。

「グリア」は接着剤のことで、神経細胞と神経細胞のあいだをうめていることから、この名がつけられた。グリア細胞のはたらきは、わかっていない部分が多いが、血管から吸収した栄養を神経細胞にあたえるものや、傷ついた神経細胞を治すものなど、いくつかの種類がある。

ビューポイント：シナプスを拡大

神経を伝わっていく情報は、すべて電気信号だ。ただし、シナプス部分では、電気信号をいったん、神経伝達物質に置きかえて、受けわたしをおこなう。

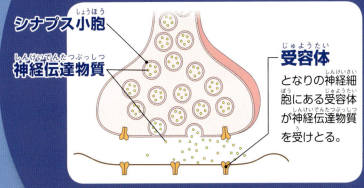

シナプス小胞
神経伝達物質
受容体 — となりの神経細胞にある受容体が神経伝達物質を受けとる。

マルチアングル人体図鑑 脳と感覚器 13

場所のちがい、やくわりのちがい
末梢神経のいろいろ

末梢神経は、脳と脊髄という2つの中枢神経のどちらとつながっているかによって、それぞれ脳神経、脊髄神経とよばれている。
また、末梢神経をやくわりによって見ると、大きくは、体性神経と自律神経の2種類に分けられる。さらに、やくわりを細かく見ると、体性神経は、感覚神経と運動神経に分けられ、自律神経は交感神経と副交感神経に分けられる。ややこしいが、脳の下や背中側から見ながら、それぞれのやくわりを確かめよう。

ビューポイント　脳神経を脳の下から見る

脳神経は、脳の底から出ている末梢神経だ。全部で12対ある。

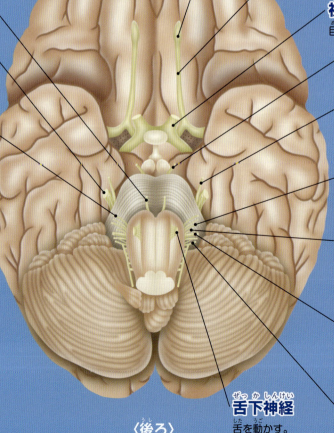

〈前〉

嗅神経
丸くなった部分は嗅球（→P24）で、嗅神経はこの下側から嗅細胞にむかって伸びている。においの情報を嗅細胞から嗅球、嗅索、脳へと伝える。

嗅索

視神経
目から入った光の情報を伝える。

動眼神経
目の動きをコントロールする。

滑車神経
目を動かす筋肉の一部をコントロールする。

内耳神経
耳からの音の情報や、平衡感覚（→P22）を伝える。

舌咽神経
味の情報や、舌のつけ根、のど（咽頭）などの感覚を伝える。また、のどを動かす。

迷走神経
肺、消化器などのはたらきをコントロールする副交感神経が中心になっている。

外転神経
目が外側へ向くように動かす。

三叉神経
顔全体の、さわった、痛い、熱い、冷たいなどの感覚を伝える。また、あごを動かす。

顔面神経
表情をつくる筋肉をコントロールする。また、味の情報を伝える。

舌下神経
舌を動かす。

副神経
首や肩を動かす。

〈後ろ〉

SPOTLIGHT　2種類の体性神経

感覚神経と運動神経のやくわりは、表のように分けられる。

感覚神経	運動神経
目、耳、皮膚などで受けとった感覚を、脳や脊髄に伝える。	脳や脊髄から受けとった指令を、筋肉などに伝える。

脊髄神経を背中から見る

脊髄神経は、脊髄の両側から出ている末梢神経だ。全部で31対ある。

脊髄神経がとおる場所

脊髄は、椎骨に開いている穴の中をとおっている。

脊柱：首からおしりまで、椎骨がつみかさなって脊柱をつくっている。

脊髄神経 ／ 脊髄 ／ この部分で、骨が輪の形になっている。／ 椎骨

脊髄：脊柱（背骨）の中をとおっている中枢神経。

- 頸神経（8対）
- 胸神経（12対）
- 腰神経（5対）
- 仙骨神経（5対）
- 尾骨神経（1対）

脊髄神経

脊髄があるのは腰の上までで、腰神経の2〜3本目から下の脊髄神経は馬のしっぽのように見えるため、馬尾とよばれる。

SPOTLIGHT

2種類の自律神経

自律神経は、じぶんの意志と関係なくはたらく神経だ。たとえば、運動をするときは心臓を速く動かし、ねむっているときはゆっくり動くように指令を出す。また、皮膚の血管を広げたり、ちぢめたりすることで、体温を調節するのも自律神経のしごとだ。

自律神経には交感神経と副交感神経がある。2つは中枢神経のそれぞれちがう部分とつながっていて、正反対のやくわりをはたす。

交感神経	副交感神経
からだを活発に動かすときに、よくはたらく。	ねむったり、休んだりするときに、よくはたらく。

交感神経が始まるところ：胸から腰のあたりまでの脊髄から始まっている。

副交感神経が始まるところ：脳幹と、脊髄の下のほうから始まっている。

交感神経幹：脊髄から出た交感神経の神経細胞が、べつの神経細胞につながるところが節になっている。この節が縦につながったものを交感神経幹といい、脊髄の左右に1本ずつある。

脳幹 ／ 脊髄

Q 脊髄反射って何？

A 脊髄のやくわりは、脳の指令を整理し、脊髄神経をとおしてからだの各部分へ伝えることだ。ただし、とっさに身を守るときなどは、脳の指令を待たずに、脊髄が運動をおこさせることがあり、これを**脊髄反射**という。たとえば、うっかり熱いものにさわったときに、とっさに手を引っこめるようなことだ。

少しの量で、からだを調節
ホルモン

ホルモンをつくる場所

脳は、末梢神経（→P12）をとおして、からだの状態を細かく調節しているが、神経以外にも、からだの調節に重要なやくわりをはたすものがある。それは、ホルモンという物質だ。ホルモンをつくり出すのは、内分泌腺という器官だ。ホルモンは内分泌腺から血液によって運ばれ、目的の器官にはたらきかける。ホルモンは、ごくわずかな量しかつくられないが、決まった細胞だけにとどくので、大きな効果がある。

内分泌腺は、からだのあちこちにあるが、ホルモンをつくることをおもなしごとにしているのは、脳の視床下部のすぐ下にある下垂体、のどぼとけの下にある甲状腺、腎臓の上にかぶさっている副腎など。そして、膵臓、卵巣、精巣などたくさんの器官も、ほかのしごとをしながら、ホルモンをつくっている。

下垂体

甲状腺
気管の前側にあり、チョウが羽を広げたような形。

気管

副腎
左右の腎臓の上に1つずつあり、外側は副腎皮質、内側は副腎髄質とよばれる部分からできている。副腎皮質は、血圧や水分のバランスなどを調節するホルモン、副腎髄質は、心臓の動きや消化のはたらきなどを調節するホルモンをつくる。

膵臓
消化にもかかわる器官で、膵臓の中のランゲルハンス島という部分でホルモンがつくられる。血液中の糖をへらすインスリン、反対にふやすグルカゴンという2種類のホルモンをつくる。

卵巣
女性にだけある卵巣は、女性ホルモンをつくる。

精巣
男性にだけある精巣は、男性ホルモンをつくる。

下垂体と甲状腺を拡大

視床

下垂体の中を見る

視床下部
下垂体にホルモンを出させるためのホルモンを出す。また、自律神経（→P14）の調節もおこなっている。

下垂体
エンドウ豆くらいの大きさ。「ほかの内分泌腺にホルモンを出させるためのホルモンを出す」という、とくべつなやくわりをもっていて、内分泌腺のキャプテンともいわれる。ただし、下垂体も視床下部から出たホルモンの指令を受けてホルモンを出す。

細胞体

視床下部

神経線維
視床下部と下垂体をつないでいる。

前葉
ホルモンをつくる。

後葉
ホルモンをたくわえ、出す。

血管
血液といっしょにホルモンを運ぶ。

甲状腺
からだのエンジンを動かすようなホルモンをつくり、量を多くしたり少なくしたり、調節している。多く出すぎると息切れがしたり、疲れやすくなったりし、少なすぎると、寒がりになったり、気持ちが落ちこんだりする。

内分泌と外分泌

　細胞が、ある物質をつくり、それを細胞の外へ出すことを**分泌**という。つくられた物質は**分泌物**といい、分泌物をつくる細胞があつまった器官が**分泌腺**だ。

　分泌腺には、ホルモンを分泌する**内分泌腺**のほかに、**外分泌腺**もある。唾液（つば）を分泌する唾液腺、胃液を分泌する胃腺、汗を出す汗腺（→P28）などが外分泌腺だ。

　外分泌は、からだの外に分泌するという意味だが、胃液はどうして外分泌になるのだろう？　じつは、胃や腸などの消化管は、口や肛門でからだの外とつながっているので、からだの中にあっても、管の中はからだの外側と同じようなもの、と考えられるのだ。

マルチアングル人体図鑑 脳と感覚器　17

光をとらえ、視覚を伝える感覚器 目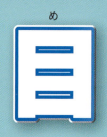

脳がまわりの様子を知るためには、「感覚」という情報が必要だ。感覚には、五感とよばれる視覚、聴覚、嗅覚、味覚、触覚の5種類がある。そして、その感覚をとらえて脳に伝える目、耳、鼻、舌、皮膚などの器官を感覚器という。ここから、ひとつひとつの感覚器を順番に見ていこう。

目は、光のしげきから、ものの形や、色、大きさ、動きなどをとらえる視覚の感覚器だ。目のつくりは、カメラとよく似ている。外側にある角膜は、第1のレンズ。その下にある虹彩は、カメラの「しぼり」にあたり、光の量を調節する。つぎに、第2のレンズの水晶体と、毛様体がある。毛様体は、水晶体の厚さを変えて、ピントを調節する係だ。レンズをとおった光は、ピントの合った像になって網膜へとどき、視神経から脳へと伝えられる。

ビューポイント 虹彩のしくみ

虹彩は、取り入れる光の量を、明るいときは少なくし、暗いときは多くするために、真ん中の穴である瞳孔の大きさを変えて調節する。

明るいとき
瞳孔が小さくなる。
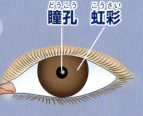

暗いとき
瞳孔が大きく開く。
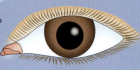

ビューポイント 目を横から見る

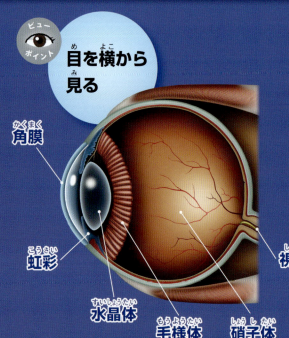

角膜・虹彩・水晶体・毛様体・硝子体・視神経

ビューポイント 目を分解して見る

目は球状（ボールの形）をしているので眼球ともいう。

角膜
透明な、かたい膜でできた第1のレンズ。光の角度を変えて目の中へ取り入れる。
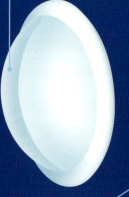

虹彩
目が黒い人でいうと、黒目の部分。真ん中の穴を瞳孔という。瞳孔を広げたりちぢめたりすることで、光を取り入れる量を調節する。瞳とよんでいるのは、瞳孔のことだ。
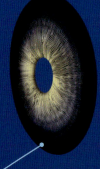

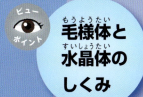

ビューポイント 毛様体と水晶体のしくみ

近くを見るときと、遠くを見るときでは、ピントの合わせ方を変える必要がある。網膜の上にちょうどピントの合った像がとどくように、**毛様体**と**水晶体**が協力して、ピントの調節をしている。

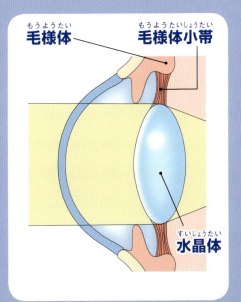

● 近くを見るとき
毛様体がゆるんで、水晶体が厚くふくらむ。

● 遠くを見るとき
毛様体がちぢみ、毛様体小帯に引っぱられて水晶体がうすくなる。

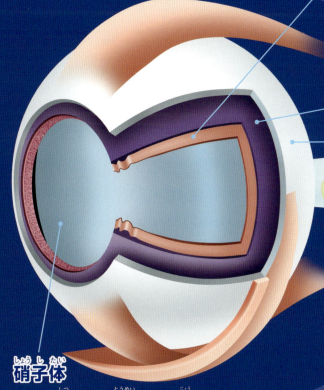

水晶体
透明な細胞でできた、第2のレンズ。ゼリーのようなやわらかさ。

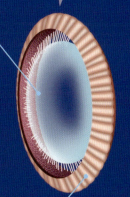

網膜
ピントを調節した像がとどく。ここには光や色を感じる**視細胞**があり、感じ取った情報を電気信号に変えて、視神経へ送る。

脈絡膜
強膜と網膜の間にある、血管がたくさんとおっている膜。「脈絡」とは、血管のこと。

強膜
目の外側をおおう、じょうぶな膜。強膜の一部が角膜で、角膜以外の部分は、白目とよばれるところだ。

毛様体
毛様体小帯という線維で水晶体とつながっていて、毛様体の筋肉がちぢむと、水晶体が引っぱられてうすくなる。ピント調節のやくわり。

硝子体
たんぱく質でできた透明なゼリー状の組織。眼球の中を満たしている。

視神経
網膜から受けとった電気信号を脳へ伝える神経。網膜の神経線維があつまって束になり、眼球の後ろから出ている。

マルチアングル人体図鑑 脳と感覚器

見えるしくみ

目が写して、脳で見る

目から入った光の情報は、網膜でとらえたときは、上下左右が反対になっている。これを正しい向きに直して理解するのは、脳のしごとだ。目は、光を取り入れて映像をとらえるが、「見る」ことは、脳がおこなっているのだ。

視神経をとおって目から脳に送られた情報は、**視覚野**（→P11）が整理して、はじめて「見えた」と感じられる。このとき、右目でとらえた情報は左脳の視覚野へ、左目でとらえた情報は右脳の視覚野へとどけられる。

視覚野は頭の後ろ側にあるので、ここを何かにぶつけたとき、ものが見えなくなってしまうことがある。一方、**近視**や**遠視**などでピントが合わないのは、目の形が影響している。

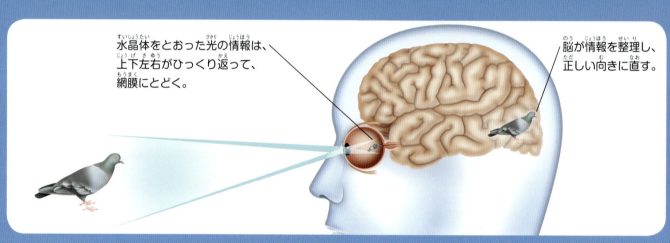

水晶体をとおった光の情報は、上下左右がひっくり返って、網膜にとどく。

脳が情報を整理し、正しい向きに直す。

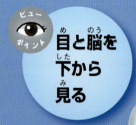

ビューポイント 目と脳を下から見る

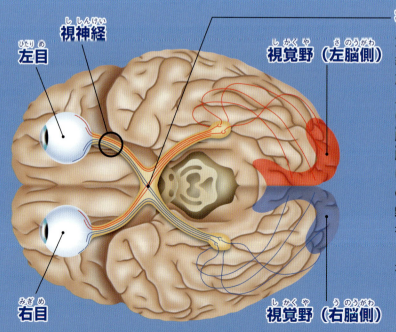

左目　視神経　視覚野（左脳側）　右目　視覚野（右脳側）

視神経交叉
左右の目から出ている視神経は、視神経交叉という場所で交差し、左右の情報が入れかわる。すべてではないが、右目で見た情報は左脳へ、左目で見た情報は右脳へ送られるのだ。たとえば、左の絵では、スプーンの柄の情報は左脳側の**視覚野**に届く。また、右脳側の視覚野がこわれてしまったら、左側の範囲が見えなくなる。

近視や乱視のしくみ

遠くのものが見えにくい近視、近くのものも遠くのものも見えにくい遠視、見る場所によって一部がぼやけてしまうなどの乱視は、眼球の形や、角膜のカーブが影響して、光の角度をピントが合うように曲げられないためにおこる。

めがねやコンタクトレンズをつかうのは、ピントが合うように光の角度を調節するためだ。

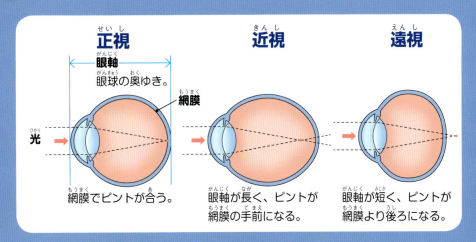

乱視

乱視にはいろいろな種類があり、見え方もそれぞれちがう。

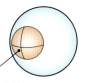
正常 角膜がゆがんでいない。

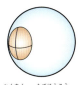
倒乱視 角膜が縦方向にゆがんでいる。

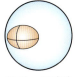
直乱視 角膜が横方向にゆがんでいる。

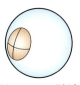
斜乱視 角膜がななめ方向にゆがんでいる。

Q 盲点って何？

A 何かをうっかり見落として気づかなかったとき、その何かを「盲点だった」ということがある。盲点は、目の中にじっさいにある部分だ。網膜は、眼球をぐるりとおおっているが、視神経（→P18）が出ていくところだけには網膜がない。視細胞もなく、光を感じることができないから、ここでは物が見えない。視神経が出ていく部分が「盲点＝見えない部分」だ。

でも、ふだんは、見えていない部分があるとは気づかない。それもやはり脳のはたらきによるもので、見えない部分を脳が推測して、補っているのだ。

SPOTLIGHT 涙が出るところ

涙はいつも出ていて、眼球をうるおしている。目には皮膚がないので、涙には、皮膚のかわりに目を守るやくわりがある。

涙は、涙腺から分泌され、眼球をうるおしたあと、鼻のつけ根の近くにある涙点で目から出て、涙小管、涙のう、鼻涙管をとおって、鼻の中で鼻水と混ざり合う。

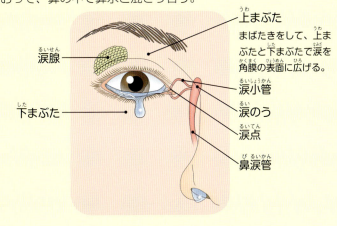

聴覚と平衡感覚、2つのはたらき

耳

耳は、音を感じとる感覚器だ。そしてもうひとつ、からだのかたむきや回転を感じるというやくわりもある。音を感じるはたらきを**聴覚**、からだのかたむきなどを感じるはたらきを**平衡感覚**という。

音として感じるものは、もともとは、空気の振動（ふるえ）だ。耳は、空気の振動から音を感じとり、それを電気信号に変えて脳へ伝える。

空気の振動は耳に入ると、たいこの革のような**鼓膜**をふるわせる。その振動は、**耳小骨**というごく小さな骨で強められ、蝸牛の中の**有毛細胞**によって電気信号に変えられる。下の絵では、左から右へ伝わる流れだ。

外側を見る

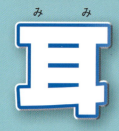

外耳孔
外耳道の入り口。

耳垂
耳たぶのこと。耳朶ともいう。

中のつくりを見る

耳のつくりは、外耳、中耳、内耳の3つに大きく分けられる。

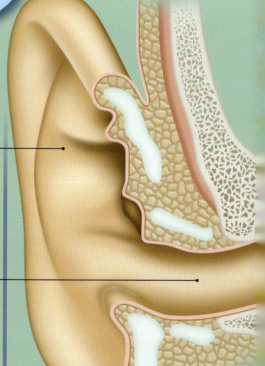

耳介
音をあつめるやくわりがあり、中に軟骨というやわらかい骨が入っている。

外耳道
耳介から鼓膜までの音のとおり道。長さは約3cm。

← **外耳** →

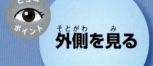

Q 耳がつまるのはなぜ？

A 飛行機や、高速エレベーターに乗ったとき、耳がツーンとなったことがあるだろうか？ これは、気圧の変化によっておこる。気圧とは、空気が押す力のことだ。からだは、いつでも空気に外側から押されているが、高いところへいくと、気圧は低くなる。空気がうすくなり、押す力が弱くなるのだ。
外側の気圧が低くなると、耳の内側から押す力のほうが強くなり、鼓膜が押されるので、ツーンと痛くなる。そんなときは、つばを飲みこんだり、あくびのまねをしたりすると、気圧の差がなくなって痛みがとれる。

ビューポイント 半規管の中を見る
回転を感じるしくみがある。

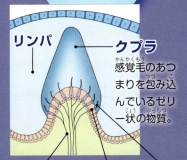
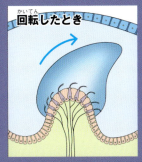

- リンパ
- クプラ：感覚毛のあつまりを包み込んでいるゼリー状の物質。
- 回転したとき
- 神経
- 有毛細胞
- 感覚毛

半規管のつけ根のふくらんだ部分（膨大部）の中は、リンパで満たされていて、回転するとリンパが反対方向に流れる。この流れで**クプラ**が動き、その動きを、感覚毛をもった有毛細胞が感じとり、神経から脳へ伝える。

ビューポイント 前庭の中を見る
かたむきを感じるしくみがある。

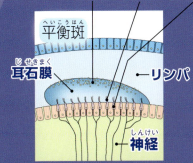
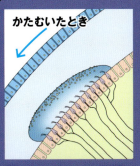

- 耳石
- 感覚毛
- 有毛細胞
- 平衡斑
- 耳石膜
- リンパ
- 神経
- かたむいたとき

前庭の中には卵形のう、球形のうという袋があり、それぞれの袋の中に平衡斑がある。平衡斑は、耳石、耳石膜、感覚毛などのまとまりだ。

頭がかたむくと、耳石がずれて、感覚毛をもった有毛細胞が感じとる。卵形のうの平衡斑と球形のうの平衡斑は、約90度ちがう角度でついていて、2つの平衡斑から、さまざまな方向のかたむきがわかるようになっている。

耳小骨
3つの小さな骨。鼓膜の振動を受けとり、その振動を強くして前庭へ伝える。あぶみ骨は、からだでいちばん小さい骨だ。

- つち骨
- きぬた骨
- あぶみ骨

半規管
輪になった3つの管でできている。管の中はリンパで満たされていて、からだの回転を感じるしくみがある。

- 外側半規管
- 後半規管
- 前半規管
- 膨大部

前庭
からだのかたむきを感じる平衡斑がある。

- 前庭神経
- 蝸牛神経
- 内耳神経：前庭神経と蝸牛神経があつまったものを内耳神経といい、それぞれの情報を脳へ伝える。

蝸牛
カタツムリのからのような形。リンパで満たされていて、空気の振動が液体の振動に変わる。

- 鼓膜：外耳と中耳のあいだにある、厚さ約0.1mmの膜で、空気の振動によってふるえる。
- 鼓室：耳小骨がある空間。
- 耳管：鼓室と鼻の奥をつなぐ管。鼓室と、耳の外の気圧が同じになるように調節する。

■ 有毛細胞の電子顕微鏡写真

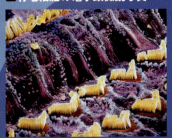

蝸牛の中には、毛のような有毛細胞が並んでいる。この細胞が振動を電気信号に変え、信号は内耳神経をとおして脳の聴覚野（→P11）へ送られる。

中耳　内耳

1万種類のにおいをかぎ分ける？

鼻

鼻は、呼吸をするときの空気の入り口。そして、においを感じとる**嗅覚**の感覚器だ。においの情報は、おいしい食べ物を見つけたり、反対に、くさった食べ物や、有害なガスなどに気づいて、きけんから身を守ることに役立つ。においの情報を感じとるのは**嗅細胞**だ。嗅覚のすぐれた犬は、嗅細胞を約2億個もっているといわれ、人間の嗅細胞は約500万個だ。でも、人間も約1万種類ものにおいをかぎわけられるといわれている。嗅細胞の情報は**嗅球**が受けとり、そこから**嗅覚野**（→P10）へと伝えられる。

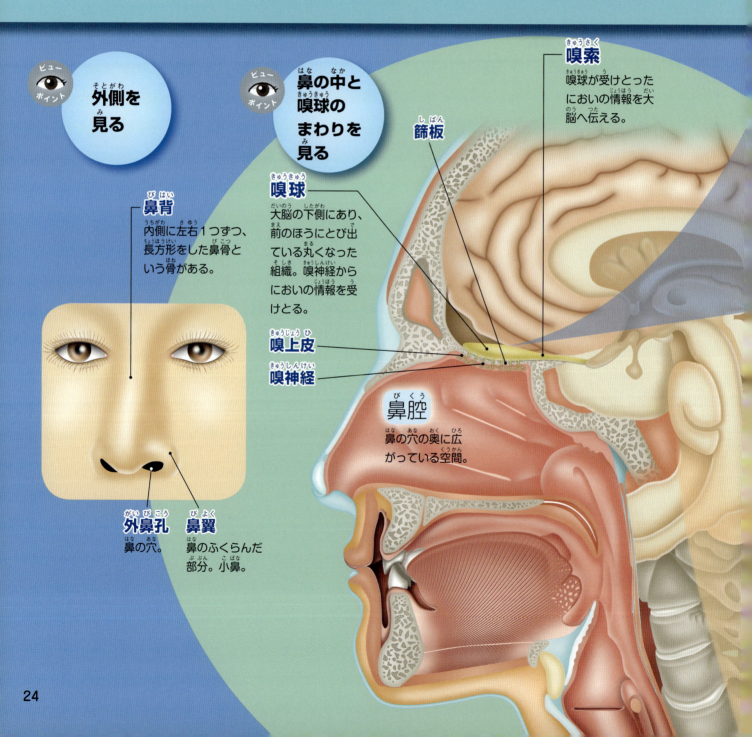

ビューポイント **外側を見る**

ビューポイント **鼻の中と嗅球のまわりを見る**

嗅索
嗅球が受けとったにおいの情報を大脳へ伝える。

篩板

嗅球
大脳の下側にあり、前のほうにとび出ている丸くなった組織。嗅神経からにおいの情報を受けとる。

嗅上皮

嗅神経

鼻背
内側に左右1つずつ、長方形をした鼻骨という骨がある。

鼻腔
鼻の穴の奥に広がっている空間。

外鼻孔
鼻の穴。

鼻翼
鼻のふくらんだ部分。小鼻。

嗅球のまわりを拡大

嗅球
中にある神経細胞がにおいの情報を受けとり、嗅索から脳へと伝える。

神経細胞

篩板
篩骨という骨の一部で、鼻腔の天じょう部分にある。

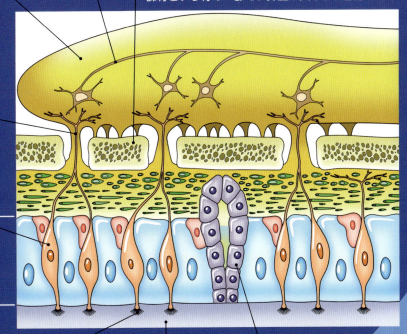

嗅神経
嗅球の下から篩骨をとおりぬけて、嗅上皮まで伸びている。嗅細胞からにおいの情報を受けとり、それを嗅球の神経細胞に伝える。

嗅細胞
においを感じとる細胞。1つの嗅細胞の先から、10本近くの嗅線毛が伸びている。

嗅上皮
鼻腔をおおっている粘膜の一部。たくさんの嗅細胞や、粘液を出すボウマン腺がある。

嗅線毛
においの情報を最初に感じとる部分。粘液にとけた、におい物質とむすびつく部分をもっている。

粘液
空気といっしょに入ってきた、におい物質がとけこむ。

ボウマン腺
嗅上皮の表面をおおう粘液を出す。

Q クンクンかぐのはなぜ？

A 人間が呼吸するときは、約2秒かけて息をすう。このうち、においを感じることができるのは、息をすい始めた1秒だけだ。においの感覚は、なれてしまいやすいものなので、1つのにおいを長く感じつづけることができない。
　また、においを感じる細胞があつまっている**嗅上皮**は、わずか切手1枚分の面積。においをよくかぎたいときに鼻をクンクンさせるのは、無意識のうちに、なるべく多くのにおい物質を、回数を分けて取り入れようとしているのだ。

においは、気分や記憶にはたらきかける

　さわやかなにおいをかいだときに、パッと気分が明るくなることがある。また、何かのにおいをかいだときに、ふっと思い出がよみがえることもある。それは、**嗅覚野**がある場所と関係している。
　嗅覚野があるのは、原始的な脳ともよばれる大脳辺縁系（→P9）と、前頭葉（→P7）の一部だ。大脳辺縁系には、記憶にかかわる海馬や感情にかかわる扁桃体があり、前頭葉の一部も、記憶と感情の両方に深くかかわっている。においのしげきは、これらの部分にちょくせつはたらきかけるため、気分を変えたり、記憶がよみがえったりすると考えられている。
　10ページで示したほか、赤色の部分にも嗅覚野がある。

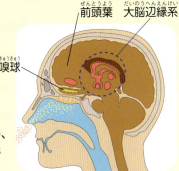

小さな突起と、味を感じる細胞がいっぱい！

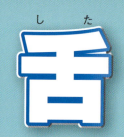

舌は、口の中で食べ物を運んだり、押しつぶしたりと、さまざまなしごとをするが、とくに大切なやくわりは、**味覚**をとらえることだ。

舌には、**舌乳頭**という小さな突起がたくさんある。舌乳頭は形によって4種類に分けられ、そのうち3種類が、花の蕾のような形をした**味蕾**という組織をもっている。味を感じとるのは、味蕾の

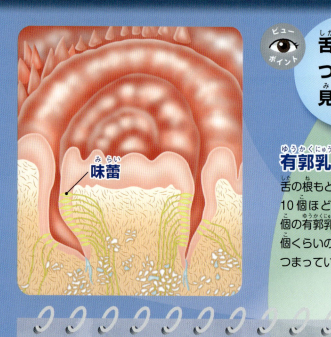

ビューポイント　舌のつくりを見る

味蕾

喉頭蓋
食べ物を飲みこむとき、喉頭にふたをして、気管に食べ物が入らないようにする。気管は、枝分かれしながら肺までつづく空気のとおり道で、喉頭はその入り口。

有郭乳頭
舌の根もとのほうに10個ほどある。1個の有郭乳頭に200個くらいの味蕾があつまっている。

舌正中溝
舌の表面を左右に分けている浅い溝。

茸状乳頭
舌の先のほうに多い。1個の茸状乳頭に1〜4個ほどの味蕾がある。

Q　味覚だけでは、味がわからない？

A　味覚は、それだけではわかりにくい感覚だといわれている。舌は味覚のほか、触覚（→P28）や温覚、冷覚なども感じやすい器官だ。食べ物の温かさや冷たさ、そして、ツルンとしている、トロリとしているなどの「舌ざわり」が、食事をいっそう、おいしくしてくれる。

舌以外で感じる、視覚や嗅覚の情報も大切だ。ためしに、目かくしをして食べてみよう。何の味だか、すぐにわかるだろうか？

嗅覚と味覚とのつながりは、視覚より強い。だから、鼻がつまってにおいがわからないときは、味までぼんやりとして、なんだか、あまりおいしく感じなくなってしまう。

中の味細胞だ。ただし、味蕾は、ほおの内側や、軟口蓋（口の奥のほうの天じょう）にもあるので、人間は、舌以外の場所でも味を感じている。味細胞が感じとった情報は、味覚野（→P10）へ伝えられるが、「おいしい」と感じるときは、食欲をコントロールする視床下部（→P8）や、感情と関係する扁桃体（→P9）などもはたらく。

ビューポイント

味蕾を拡大

味細胞が約50〜150個ある。

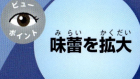

味孔　唾液にとけた食べ物がここに入る。

味細胞　味を感じとる細胞。

味覚神経　味の情報を脳の味覚野へ送る。

舌扁桃
口蓋扁桃
病原体などがからだの奥へ入るのをふせぐ、リンパがあつまっている組織。

葉状乳頭
舌の奥のほうの横側にあり、ひだ状になっている。1個の葉状乳頭に10数個の味蕾がある。

糸状乳頭
舌がざらざらするのは、舌の上側全体に糸状乳頭がたくさんあるため。味蕾はなく、なめるときに役立つ。

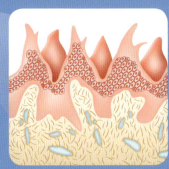
味蕾

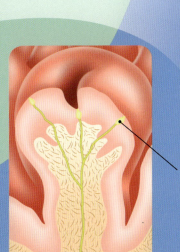
味蕾

SPOTLIGHT

基本の味は5種類

人間が感じ分けることができる基本の味は、甘味、塩味、酸味、苦味、うま味の5種類だ。しぶ味やから味は、味蕾以外の部分で感じる「痛み」などの感覚が加わるので、基本の味にはふくまれない。

5種類のうち「うま味」は、日本人化学者の池田菊苗が1908年に発見した。そのあと2000年に、味蕾にあるうま味を感じとる部分が発見され、世界的にも、うま味が基本の味のひとつに加えられた。言葉もそのまま、どの国でも「うま味」という。

それぞれの味は、いっしょにとることで、一方の味を引き立てたり、おさえたりする効果がある。じょうずに組み合わせると、甘いものに塩を入れてより甘く感じさせたり、酢に塩を入れてすっぱさをやわらげたりできる。

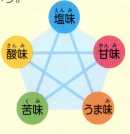

たくさんの感覚があり、からだを外から守る

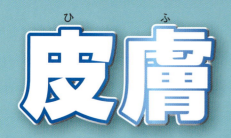
皮膚

　全身をおおっている**皮膚**は、**表皮**、**真皮**、**皮下組織**の3つの層でできていて、外からのしげきをやわらげたり、細菌などの侵入をふせいだりしている。また、体温を調節したり、さまざまな感覚を感じたりすることも皮膚のやくわりだ。

　皮膚には、汗を出す**汗腺**や、皮脂を出す**皮脂腺**、からだの毛を立たせる**立毛筋**などがあり、体温調節や、皮膚をうるおすためにはたらいている。皮膚の感覚を感じとるのは、たくさんの種類の**感覚受容器**や、神経のはしの部分だ。感じとった情報は、脳の**体性感覚野**（→P10）へ伝えられる。

　皮膚が変化してできた、**毛**と**爪**についても見ていこう。

 SPOTLIGHT

皮膚のさまざまな感覚と感覚受容器

　皮膚で感じる感覚には、たくさんの種類がある。おもなものは、さわっていると感じる**触覚**、押されていると感じる**圧覚**、あたたかさ・熱さを感じる**温覚**、すずしさ・冷たさを感じる**冷覚**、痛みを感じる**痛覚**など。また、皮膚の引っぱりを感じる感覚もある。

　これらの感覚を感じとるのは、神経のはしについたメルケル小体などや、はしに何もついていない自由神経終末で、これらをまとめて**感覚受容器**という。

感覚受容器の種類	感じとるおもな感覚
自由神経終末	痛い・あたたかい・冷たいなど
メルケル小体	さわっている（触覚）
マイスネル小体	さわっている（せんさいな触覚）
パチニ小体	押されている（圧覚）
ルフィニ小体	皮膚が引っぱられている感覚

ビューポイント　皮膚のつくりを見る

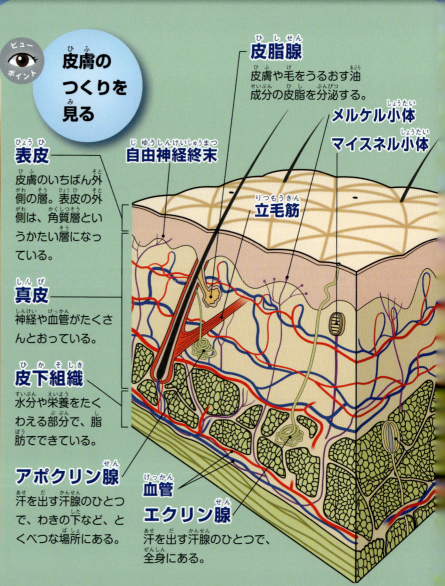

皮脂腺　皮膚や毛をうるおす油成分の皮脂を分泌する。

メルケル小体

マイスネル小体

自由神経終末

立毛筋

表皮　皮膚のいちばん外側の層。表皮の外側は、角質層というかたい層になっている。

真皮　神経や血管がたくさんとおっている。

皮下組織　水分や栄養をたくわえる部分で、脂肪でできている。

アポクリン腺　汗を出す汗腺のひとつで、わきの下など、とくべつな場所にある。

血管

エクリン腺　汗を出す汗腺のひとつで、全身にある。

爪と毛

爪も毛も、皮膚の表皮が変化してできたものだ。爪には、手と足の指先を守り、細かい作業をしやすくするやくわりがある。

毛には、髪の毛、まゆ毛、まつ毛など太いものと、顔やからだの表面にはえた、ごく細い毛がある。髪の毛は頭を守り、まゆ毛やまつ毛は、目にごみが入るのをふせぎ、表面の毛は皮膚を守っている。

ビューポイント 爪を見る

爪体 爪の全体。爪甲ともいう。

爪上皮 爪の根もとをつつむ、うすい皮。甘皮ともいう。

爪半月 根もとの白い部分。爪をつくる細胞があつまっている。

ビューポイント 切って横から見る

爪体

爪床 爪の下側がふれている皮膚の部分。

指骨 指のいちばん先の部分の骨。

ビューポイント 毛を拡大して見る

毛幹 皮膚の外に出ている部分。

毛根 皮膚の中におさまっている部分。

毛球 毛根の先の丸い部分。毛乳頭と毛母基があり、毛母基で細胞が分裂して毛を押し上げて、毛が伸びる。古くなると毛はぬけ落ちて、新しい毛母基と毛乳頭ができ、新しい毛が伸びてくる。

毛脂腺 皮脂を分泌する。

立毛筋 毛根と表皮につながっている。ちぢむと毛が立つ。

毛母基

毛乳頭 毛球の細胞に栄養をあたえる。

ルフィニ小体

パチニ小体

Q 鳥肌が立つのはなぜ？

A 皮膚は、いくつかの方法を組み合わせて体温を調節する。まず、暑いときは、皮膚の表面の毛細血管を流れる血液の量をふやして、血液の熱をからだの外ににがし、寒いときは熱がにげないように、量をへらす。暑いときに顔が赤くなり、寒いときに白っぽくなるのはこのためだ。

さらに、暑いときには汗をかくので、汗が蒸発するときに熱がうばわれて、体温が下がる。また、寒さを感じると、交感神経（→P14）のはたらきで**立毛筋**がちぢむ。すると、立毛筋で引っぱられた皮膚がへこんで、ぶつぶつした鳥肌が立つ。これは、毛穴を閉じるためと、毛のあいだに空気の層をつくってあたためるためだ。ただし、人間はからだの毛が少ないので、鳥肌が立つことの効果は、あまりないようだ。

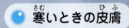

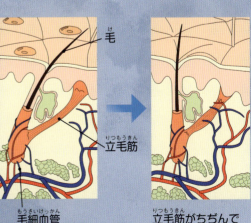

ふつうの皮膚 / 寒いときの皮膚

毛 / 立毛筋 / 毛細血管

立毛筋がちぢんで毛が立ち上がる。

マルチアングル人体図鑑 脳と感覚器
さくいんと用語解説

太い数字は、くわしく紹介しているページです。

あ

圧覚	28
あぶみ骨	23
アポクリン腺	28
ウェルニッケ野	11
右脳	7, 20
運動神経	14
運動野	10, 11
エクリン腺	28
遠視	20, 21
延髄	7, 8, 12
温覚	28

か

外耳	22
外耳孔	22
外耳道	22
外側溝	7
外転神経	14
海馬	9
灰白質	6, 12
外鼻孔	24
外分泌	17
外分泌腺	17
蝸牛	22, 23
蝸牛神経	23
核	13
角膜	18, 21
下垂体	8, 16, 17
滑車神経	14
感覚器	18
感覚受容器	28
感覚神経	14
感覚毛	23
感覚野	11
眼球	18, 21
汗腺	17, 28
間脳	4, 5, 8
顔面神経	14
記憶	9
きぬた骨	23
嗅覚	24
嗅覚野	10, 24, 25
嗅球	5, 9, 24, 25
嗅細胞	24, 25
嗅索	6, 14, 24
嗅上皮	24, 25
嗅神経	14, 24, 25
嗅線毛	25
橋	8
胸神経	15
強膜	19
近視	20, 21
クプラ	23
くも膜	5, 12
くも膜下腔	5, 6
グリア細胞	13
毛	29
頸神経	15
交感神経	14, 15
交感神経幹	15
虹彩	18
甲状腺	16, 17
後頭葉	7
硬膜	5, 12
後葉	17
五感	18
鼓膜	22, 23

さ

細胞体	13, 17
左脳	7, 20
三叉神経	14
耳介	22
視覚	18
視覚野	11, 20
耳管	23
軸索	6, 13
指骨	29
視細胞	19, 21
視床	8
視床下部	8, 17
耳小骨	22, 23
糸状乳頭	27
茸状乳頭	26
視神経	14, 18, 19, 20
視神経交叉	20
耳垂	22
耳石	23
耳石膜	23
舌	26, 27
シナプス	13
シナプス小胞	13
篩板	24, 25
自由神経終末	28
樹状突起	13
受容体	13
消化管	17

消化器のおもな部分。口、咽頭（のど）、食道、胃、小腸、大腸までが1本の管のようにつながっているので、こうよぶ。

松果体	8
硝子体	18, 19
小脳	4, 5, 8, 9
触覚	28
自律神経	9, 14, 15
神経	12
神経細胞	4, 6, 12, 13, 25
神経終末	13
神経線維	13, 17
神経線維束	13
神経伝達物質	13
真皮	28
髄液	5
髄鞘	13

神経線維のまわりをおおっている鞘のような膜。電気信号に変えられた情報がきちんと伝わっていくために、重要なやくわりをしている。ミエリンともいう。

水晶体	18, 19, 20
膵臓	16
髄膜	4, 5, 12
精巣	16
脊髄	8, 12, 13, 15
脊髄神経	12, 14, 15
脊髄反射	15
脊柱	15
舌咽神経	14
舌下神経	14
舌正中溝	26
舌乳頭	26
仙骨神経	15
前庭	23
前庭神経	23
前頭葉	7, 25

ぜんとうれんごうや	
前頭連合野	10
ぜんよう	
前葉	17
そうしょう	
爪床	29
そうじょうひ	
爪上皮	29
そうたい	
爪体	29
そうはんげつ	
爪半月	29
そくとうよう	
側頭葉	7, 9
そくとうれんごうや	
側頭連合野	11
そくのうしつ	
側脳室	6

た

たいじょうかい	
帯状回	9
たいせいかんかくや	
体性感覚野	10, 28
だいのう	
大脳	4～6
だいのうきていかく	
大脳基底核	6
だいのうじゅうれつ	
大脳縦裂	6, 7
だいのうしんひしつ	
大脳新皮質	6
だいのうひしつ	
大脳皮質	6, 7, 10, 11
だいのうへんえんけい	
大脳辺縁系	6, 8, 9, 25
たんききおく	
短期記憶	9
ちゅうじ	
中耳	23
ちゅうしんこう	
中心溝	7
ちゅうすうしんけい	
中枢神経	12, 13
ちゅうのう	
中脳	8
ちょうかく	
聴覚	22
ちょうかくや	
聴覚野	11, 23
ちょうききおく	
長期記憶	9
ついこつ	
椎骨	15
つうかく	
痛覚	28
つちこつ	
つち骨	23
つめ	
爪	29
とうがいこつ	
頭蓋骨	4, 5
どうがんしんけい	
動眼神経	14
どうこう	
瞳孔	18
とうちょうこうとうこう	
頭頂後頭溝	7
とうちょうよう	
頭頂葉	7
とうちょうれんごうや	
頭頂連合野	11
とりはだ	
鳥肌	29

な

ないじ	
内耳	23
ないじしんけい	
内耳神経	14, 23
ないぶんぴつ	
内分泌	17
ないぶんぴつせん	
内分泌腺	16, 17
なみだ	
涙	21

なんまく	
軟膜	5, 12
ニューロン	13
ねんえき	
粘液	25
のうかん	
脳幹	4, 5, 8
のうしつ	
脳室	6
のうしんけい	
脳神経	12, 14
のうせきずいえき	
脳脊髄液	5, 6
のうりょう	
脳梁	6～8

は

はくしつ	
白質	6, 12
パチニ小体	28, 29
はな	
鼻	24, 25
はんきかん	
半規管	23
ひかそしき	
皮下組織	28
びくう	
鼻腔	24
びこつ	
鼻骨	24
びこつしんけい	
尾骨神経	15
ひしせん	
皮脂腺	28
びはい	
鼻背	24
ひふ	
皮膚	28, 29
ひょうひ	
表皮	28
びよく	
鼻翼	24
びるいかん	
鼻涙管	21
ふくこうかんしんけい	
副交感神経	14, 15
ふくじん	
副腎	16
ふくしんけい	
副神経	14
ブローカ野	10, 11
ぶんぴつ	
分泌	17
ぶんぴつせん	
分泌腺	17
ぶんぴつぶつ	
分泌物	17
へいこうかんかく	
平衡感覚	22
へいこうはん	
平衡班	23
へんとうたい	
扁桃体	9
ボウマン腺	25
ホルモン	9, 16, 17

ま

マイスネル小体	28
まっしょうしんけい	
末梢神経	12～15
みかく	
味覚	26, 27
みかくしんけい	
味覚神経	27
みかくや	
味覚野	10, 27
みこう	
味孔	27
みさいぼう	
味細胞	27

みみ	
耳	22, 23
みゃくらくまく	
脈絡膜	19
みらい	
味蕾	26, 27
め	
目	18～21
めいそうしんけい	
迷走神経	14
メルケル小体	28
もうかん	
毛幹	29
もうきゅう	
毛球	29
もうこん	
毛根	29
もうさいけっかん	
毛細血管	29
からだのすみずみにまで広がっている、ごく細い血管。	
もうしせん	
毛脂腺	29
もうてん	
盲点	21
もうにゅうとう	
毛乳頭	29
もうぼき	
毛母基	29
もうまく	
網膜	18～21
もうようたい	
毛様体	18, 19
もうようたいしょうたい	
毛様体小帯	19

や・ら

や	
野	11
ゆうかくにゅうとう	
有郭乳頭	26
ゆうもうさいぼう	
有毛細胞	22, 23
ようじょうにゅうとう	
葉状乳頭	27
ようしんけい	
腰神経	15
らんし	
乱視	21
らんそう	
卵巣	16
りつもうきん	
立毛筋	28, 29
リンパ	23
少し黄色がかった透明な液体。元は、血液の液体成分が毛細血管からもれ出たもの。	
るいしょうかん	
涙小管	21
るいせん	
涙腺	21
るいてん	
涙点	21
るい	
涙のう	21
ルフィニ小体	28, 29
れいかく	
冷覚	28
れんごうや	
連合野	11

考えてみよう　人工知能と人間の脳はどちらが賢い？

「人工知能」や「AI（Artificial Intelligence）」という言葉を聞いたことはありますか？人間が考えることと似たようなことを、大量のデータをもとに、学習したり、判断したりするコンピュータのソフトウエアのことをいいます。たとえば、人工知能を搭載した「おそうじロボット」は、じゃまなものを自分でよけることができるし、部屋の形や家具の配置をおぼえて、むだなくそうじできるように学習することもできます。

コンピュータはつい最近まで、将棋や囲碁で強い棋士に勝つことはできませんでした。多くの人が、コンピュータが棋士たちのように深く、複雑なことを考えられるようになるには、まだ何年もかかるだろうと考えていました。ところが、人工知能の急速な進歩によって、将棋・囲碁のトップ棋士に勝つ日は予想より早くやってきました。

人間が負けたことにがっかりした人もいます。でも、その人工知能をつくりだしたのも人間です。人間の脳には、まだまだわかっていない、たくさんの可能性が秘められているのです。ぜひ、若いみなさんたちが、その可能性を掘りおこしてみてください！

マルチアングル人体図鑑　脳と感覚器

2018年3月25日　第1刷発行

監修／高沢謙二
絵／松島浩一郎
文／川島晶子（タクハウス）
編集協力／岩原順子
アートディレクション／石倉昌樹
デザイン／隈部瑠依　近藤奈々子（イシクラ事務所）

発行所／株式会社ほるぷ出版
発行者／中村宏平
〒101-0051　東京都千代田区神田神保町3-2-6
電話／03-6261-6691
http://www.holp-pub.co.jp

印刷／共同印刷株式会社
製本／株式会社ハッコー製本

NDC491　210×270ミリ　32P
ISBN978-4-593-58760-5　Printed in Japan

落丁・乱丁本は、購入書店名を明記の上、小社営業部までお送りください。
送料小社負担にて、お取り替えいたします。